Cuentos para dormir para adultos

Nueve historias para leer diariamente sobre meditación guiada, conciencia para principiantes, autohipnosis, ansiedad y sanación espiritual del cerebro

Lucy Holden

© Copyright 2020 - Todos los derechos reservados.

Es ilegal reproducir, duplicar o transmitir cualquier parte de este documento, ya sea de manera electrónica o en formato impreso. Está estrictamente prohibido la grabación de esta publicación y el almacenamiento de este, a menos que se cuente con autorización escrita del editor, excepto que sea para el uso de una breve reseña del libro.

Este libro es una obra de ficción. Cualquier semejanza con una persona, viva o muerta, lugares o eventos reales es pura coincidencia.

Tabla de contenidos

La cabaña secreta 4

El genio 11

El globo de aire caliente 17

La biblioteca mágica 24

El mundo encantado 31

El apacible submarino 37

La vida de ensueño..44

La canción del océano.. 51

El cambio de estaciones..57

La cabaña secreta

Acabas de dejar tu carro en un estacionamiento detrás tuyo. Caminas hacia el bosque desde el sombrío estacionamiento, mientras te vas acercando te detienes a admirar la belleza. Miras las hojas del otoño, sintiendo como la luz del sol va calentando tu cara, puedes oler la frescura de las hojas cafés. La luz del sol baila detrás de tus párpados, te puedes sentir calmado y relajado, listo para viajar por este bosque de luz cálida y agradable color. Abres tus ojos, mientras vas bajando tu rostro recibes toda la riqueza que te rodea. Muchos árboles llenos de vibrantes colores, algunos siempre verdes y otros mostrando sus ramas deshaciéndose de las viejas hojas y preparándose para recibir las nuevas. Nunca has explorado este bosque antes, pero te encontrarás con un amigo en una cabaña confortable en el fondo de este bosque.

Este pequeño escape de tu mundo técnico es exactamente lo que necesitas. Respira profundamente y comienza a descender el sendero de rocas desgastadas, el camino te da la bienvenida, muchos otros extraños han venido en el pasado. Mientras caminas oyes crujir ligeramente las hojas, un crujido satisfactorio y cómodo debajo de tus zapatos y tus pies. Este bosque, alguna vez exuberante, se está preparando para el invierno que viene, así como tu cuerpo se debe preparar para descansar. Sientes cómo tu cuerpo se habitúa a los cambios otoñales, puedes ver a las ardillas correteando recolectando sus suministros para su propia hibernación. La mayoría de las aves ya se ha dirigido hacia el sur y el único ruido que puedes escuchar es un ligero susurro de las hojas crujiendo cuando el viento sopla.

Mientras continúas explorando el bosque te encuentras con un enorme pino, te detienes a admirarlo, te sorprende su imponente tamaño. Este es el árbol más grande que hayas visto, ni siquiera puedes alcanzar a ver la cima, solo la densa y exuberante vegetación verde, ramas y más ramas hasta la punta. Te preguntas cuánto tiempo ha estado este árbol aquí, las cosas que habrá podido experimentar, quizás, este árbol era sólo un pequeño brote cuando tus antepasados apenas estaban haciendo la familia a la que perteneces. De todos los eventos y caminos cósmicos de la madre naturaleza uno te ha traído hasta aquí, así como todas las etapas de tu vida han tenido un comienzo y un final. La naturaleza es placenteramente predecible ya que todas las cosas siguen un orden natural, el sol se levanta, el sol se oculta y los nuevos días llegan. Tú debes descansar de vez en cuando para tener una larga y saludable vida. Esta semilla fue plantada, con nutrientes comenzó a crecer. A pesar de todas las posibilidades, la vida continúa. Los retoños son capaces de crecer para convertirse en pinos gigantescos. Sientes que una ligera brisa corre y mece tu cabello, recordándote que debes llegar a la cabaña. Sigues por el camino, cada vez más lejos de la ciudad, cada vez más cerca de la pasiva calma del bosque. Los sonidos de la ciudad y sus ocupados caminos se han quedado muy atrás ahora. Son solo una memoria distante mientras tu cuerpo se habitúa a los nuevos sonidos del bosque. Tu cuerpo abiertamente acepta el recibimiento, la relajación que el mundo le está ofreciendo.

Tus ojos se relajan con los cálidos colores que te rodean, el ámbar oscuro, los dorados amarillos y el anaranjado otoñal de las hojas. Merodeas por la tierra boscosa y percibes un nuevo sonido. Un sonido placentero de un distante tintineo de un arroyo. Mientras te acercas al arroyo puedes ver el agua fluir suavemente hasta una pequeña cascada en la que el agua redondea las rocas. Hay un musgo verde impactante alrededor del arroyo que le otorga una apariencia etérea a este lugar místico. El arroyo claro y juguetón se siente fresco, como si fuera capaz de llevarse todos tus problemas simplemente al pararte junto a él. Deja que el arroyo se lleve cualquier pensamiento que te esté molestando, arrójalos hacia la corriente y deja que se los lleve a otro tiempo. Puedes ver como tus problemas se escurren por la superficie del río, mientras tú caminas siguiendo el cauce.

Mientras que el agua envuelve el camino, ves un pequeño puente de madera que se levanta sobre el río. Está un poco desgastado pero es resistente, el puente tiene una buena vista mientras pasas sobre él. Mientras sostienes el pasamanos puedes sentir como la calidez del sol irradia a través de tu cuerpo. A pesar de que toda esta tierra es nueva para ti, extrañamente se siente como llegar a casa. Mientras que la calidez del entorno te envuelve, te sientes como rodeado de algo familiar. Te da la bienvenida con los brazos abiertos y te preguntas, ¿cuánto más tardarás en llegar a la cabaña? ¿Qué tan grandioso será? Un poco más adelante puedes ver una intersección en el camino, conforme te vas acercando puedes leer un anuncio tallado a mano que apunta hacia la derecha. La cabaña Nightingale está muy cerca. Solo debes con viajar una pequeña distancia y estarás listo para disfrutar de tus vacaciones de paz y relajación. El bosque comienza a ceder lugar a las grandes piedras, adelantándote que has explorado dentro de ti mismo más allá de las faldas de la montaña. A tu izquierda puedes ver cómo la vegetación se va disipando hasta que llega a un desfiladero el cual explorarás más tarde. Por ahora, solo querrás establecerte.

Tu mochila comienza a sentirse muy pesada, como si con cada paso que dieras se volviera más grande. Tus piernas desean descansar, pero sabes que ya no falta mucho por andar, de frente en el horizonte puedes ver la cabaña. El techo verde de tejas sobresale entre los colores del otoño que lo rodean. La calidez del bosque te da la bienvenida y una luz blanca destellante hace que esta cabaña parezca mucho más acogedora que sus largas escaleras. Sus paredes están hechas de troncos redondeados que llegan hasta unas grandes ventanas de marco blanco. Tu cansancio se convierte en alivio mientras subes los tres escalones que dan a la puerta de entrada. Ves una nota en la puerta en la que dice que tu amigo salió brevemente, pero que regresará en un corto tiempo. Mientras tanto se te pide que te pongas cómoda y te sientas como en casa. Giras la perilla para abrir la puerta y entras por el umbral para encontrarte con una vista que te captura. La gran ventana panorámica te ofrece la vista de una pintoresca montaña, ahora puedes ver que la cabaña está sobre un precipicio. Los coloridos árboles, moteados con algunos puntos verdes, te quitan el aliento. Te enfocas en tu respiración mientras ves los árboles, inhalas y después liberas lentamente tu aliento. ¿Cuántos colores diferentes puedes ver? Inhala a la cuenta de uno, dos, tres. Exhala mientras sigues contando. Continúa haciendo esto hasta que descubras todos los colores que sean posibles de encontrar en este bello bosque. Esta acogedora casa lejos de tu casa.

Te quitas la mochila y notas que la cocina está a la izquierda, las habitaciones están a la derecha, pero directamente enfrente de la ventana panorámica se encuentra una gran estancia. Pones tu mochila sobre la mesa junto a la entrada, te encargarás de acomodar tus cosas después. Ahora es tiempo de descansar el cuerpo. La estancia tiene una chimenea con madera lista para ser usada, sientes en el aire una brisa fría, así que decides que encender el fuego es una buena idea. Tomas los pequeños troncos de la cima y los pones en la chimenea. Ves los fósforos en una mesa café detrás de ti y los usas para prender el fuego, mientras que la pequeña flama comienza florecer con un rugido pequeño y crujiente. Tú puedes sentir como el calor hermana de él. Sentir el calor hace que te des cuenta de que hay una frialdad ligera que se ha colado desde el camino del bosque. Miras alrededor de la estancia, ves como todos los cálidos colores de la cabaña reflejan todos aquellos que te rodean en el bosque.

Hay un seductor sofá café de piel en el centro en la habitación con una manta de color rojo oscuro. Te recuestas en el sofá y te hundes aún más en la comodidad, te envuelves en la manta y eliminas todo el frío de tu cuerpo. La calidez te rodea a la vez que escuchas el ligero crujido de fuego. Una ligera lluvia ha comenzado afuera y puedes escuchar el goteo en el techo de teja verde. Ves la lluvia fría caer afuera, te sientes agradecido de estar adentro, cálido y cómodo envuelto en suavidad. Vuelves a cerrar tus ojos y sientes como los cálidos colores reconfortan tus sentidos. La cabaña está en silencio, tu mente está relajada, tu cuerpo finalmente se relaja por completo. Deja caer tus brazos y suelta tus dedos para dormir. Tu cuello y todo tu espina dorsal se hunden en el sofá relajándose en la superficie más cómoda. Tus piernas y tus pies se hunden todavía más para dormir, tu mente flota a la deriva para relajarse al igual el resto de tu cuerpo. Déjalo relajarse, no hay nada. Tus vacaciones comienzan ahora, tu único trabajo es dejar que todo fluya y mientras tu mente acoge la nada, esto es la calma total.

El genio

Esta noche, te demostráremos el poder de la mente humana. Una existencia extraordinaria vive dentro de ti y ese poder tiene mucho potencial sin aprovechar. Vamos a liberar ese potencial para darte la paz más relajante y serena que tu cuerpo y mente hayan experimentado. Primero debes dejar tu mente en blanco, hagamos esto desde un enfoque organizacional. Imagina un cuarto, puede ser completamente blanco, puede ser una oficina común, tal vez es un cuarto de limpieza o una habitación extraterrestre, oscura y con elegantes detalles modernos. Este cuarto será la manera en la que organizarás y archivarás tus pensamientos para dejarlos de lado por la noche.

Comencemos recolectando esos pensamientos, al explorar la carretera de tu pensamiento y reuniendo todo lo que podamos encontrar. Guarda esos pensamientos para cuando los necesites, si están organizados tal vez podrías poner un bloqueo. Prepárate para desacelerarlos, después detén los pensamientos procesándolos de cualquier manera que sea necesaria y comprime los pensamientos hasta volverlos pequeñas piezas fáciles de manejar. Tal vez, tus pensamientos están desordenados, ¿puedes lanzar una red para atraparlos y reunirlos todos de una sola vez? Entonces, toma cada pensamiento, descubre de qué se trata y asígnalo a un archivo. Mientras todos los pensamientos rebotan y corren por toda tu mente, detenlos y reúnelos todos en una pila. Tal vez algunos pensamientos están enganchados, colócalos dentro del mismo archivo, sin embargo, puede que necesites ese espacio de almacenamiento para algo más importante. Tu archivo irá creciendo cada vez más alto ya que todos los pensamientos van por la carretera de tu mente hacia el sistema de almacenamiento de archivos.

Una vez que has conectado una cantidad significativa levántalo. Si sientes que algo te pesa puedes llevar al cuarto de archivo. Comencemos a archivar esos pensamientos, alineándolos, catalogándo cualquier cosa que sea necesaria para limpiar el espacio en nuestra mente. Haciendo cosas buenas, organizadas y ordenadas. Tómate tu tiempo en cada pensamiento, asegurándomte que están bien empacados para que no se tambaleen y caigan de nuevo en tu carretera de pensamiento, déjalos ir, no luches con ellos. Termina de quitar todo lo que tienes ahora. Una vez que has puesto todo en su lugar, regresa a la carretera para hacer una última barrida. Cualquier pensamiento errante que pueda ser encontrado. Atrapa estos pensamientos y llévalos a tu cuarto de archivo. ¿Están todos tus pensamientos bien ordenados? Si es así, ¿tu mente está en blanco lista para ser explorada? Si no, tómate un momento y sigue recolectando y ordenando hasta que estés listo para continuar.

Has dejado el cuarto de archivo detrás de ti. Viajas por tu mente, vamos a habilitar parte de tu pensamiento que no usas lo suficiente en tu vida. Puedes visualizar tu cerebro, las partes que no utilizas frecuentemente están vivas y llenas de electricidad. Mientras pasas por estas partes date la oportunidad de calmarte. Déjalas descansar, han tenido suficiente por el día de hoy, no las necesitamos para lo que vamos hacer. Pasas por la parte central, aquella que controla tu respiración, tu ritmo cardiaco, acaricialo gentilmente. Déjalo saber que también se puede relajar, puede bajar de velocidad. Siente cómo se relaja tu respiración, tu ritmo cardiaco entra en una suave cadencia, asegurandote que la vida yace dentro de ti y así seguirá siendo la mañana siguiente. Tu mente se irá relajando mientras continúas viajando por tu mente. Pasando a las partes que no usas lo suficiente, las verás por su cálido y suave brillo, invitándote a que las liberes. Una vez que has visto el potencial escondido tócalo, levanta tus brazos y estírate, estira tu torso y tu espalda, gira para alcanzarlos. Estira todas tus piernas hasta tus dedos, ahora puedes sentirlo, estás tocando esta área adormecida y una sensación cálida comienza a encenderse y se propaga. Comienza a calentarse y a emitir un pequeño resplandor de felicidad que viaja por todo tu cuerpo. Tus músculos se relajan conforme la calidez los acaricia, tu mente siente unas burbujas y nubes placenteras hasta que se hunde en la cálida luz, ahí podrás ver un campo vívidamente verde a tu alrededor.

El cielo es azul, el césped es verde y alto, tu cuerpo se siente completamente relajado y tibio. Veamos una pequeña prueba para ver tu verdadero potencial. Imagina dientes de león amarillos creciendo por todo el campo, hay unos grandes, hay unos pequeños. Cuenta tantos dientes de león como puedas, hay muchos, millones y millones de flores amarillas te rodean con su felicidad. Este es el poder de tu mente y si tu mente no está cooperando entonces no estás listo para esta área. No te rindas, regresa, explora tu cerebro, encuentra otra área sin desarrollar y sigue intentando, encontrarás una que puedas explorar, una vez que has llegado a un área cálida y ves el campo que puedes controlar, entonces has llegado. Ahora, que todos estamos ahí, practiquemos esta placentera sensación de control, convierte los dientes de león amarillos en su forma blanca y esponjosa, listas para liberar sus semillas por el mundo. Todo alrededor, un campo entero de blancas y suaves dientes de león. Recoge uno, respira profundamente y después sopla con suavidad. Observa como las flores se levantan en espiral por el aire. La semillas flotan para regresar a la tierra, fijarse a sí mismas. Este es solo un poco del poder que descansa dentro de ti, puedes hacer mucho más. Respira profundamente de nuevo, mientras levantas otro diente de león, exhala para soplar esas semillas y asumir el hecho de que eres un genio. Eres capaz de lograr todo lo que tu mente se proponga. El descanso y la relajación pueden convertirte en ese genio.

Tú controlas tu cuerpo y tu mente. En este momento le ordenas que se relaje, tu cuerpo entero está relajado. Tu mente cálida enriquecida da la bienvenida a los pensamientos que tu potencial de genio desaprovecha. Puedes ir a cualquier parte del mundo ahora en este estado de relajación. ¿Adónde quieres ir? Visualízalo, ¿es una costa, una ciudad concurrida, una pequeña villa o un lugar que conoces bien? ¿cómo huele? ¿Qué puedes escuchar? ¿Qué puedes ver? ¿Cómo te hace sentir? Tómate un momento y disfruta este lugar, explora las sensaciones. ¿Es todo lo que habías deseado?

Esta es tu mente permitiéndote experimentar las sensaciones más maravillosas siempre que quieras, este es un poder increíble. ¿Quieres estar en una playa de Grecia? Hecho. ¿Quieres estar en las montañas de Asia? Hecho. ¿Quieres estar en cualquier lugar del espacio o en el tiempo? Puedes hacerlo. Eres maravilloso, una criatura increíble, con habilidades ilimitadas que al mismo tiempo pueden llegar a la máxima relajación. ¿Te gustaría ver qué más es capaz de hacer tu mente?

Imagina el edificio más alto del mundo, ahora ponte en la cima de él. ¿Cómo es que tu mente te llevó hasta allá? ¿Apareciste instantáneamente en la cima del edificio? ¿Llegaste caminando al edificio, entraste, y tomaste el elevador? ¿Comenzaste la ardua tarea de subir las escaleras? ¿Te pusiste equipo y escalaste por un lado del edificio? O tal vez vienes de arriba, usando un paracaídas mientras te lanzas de un avión para aterrizar en el edificio más alto del mundo. Demasiadas posibilidades se pueden desprender de una simple sugerencia. Si puedes llegar a la cima del edificio, entonces puedes hacer lo que sea. Tómate tu tiempo o apresurate, no importa, porque todo el potencial para hacerlo está dentro de tu mente.

¿Puedes entender ahora que tan hermosa y creativa es tu mente? Tu mente puede continuar creciendo y sorprenderte todos los días si tú la dejas. Escucha tu mente, deja que te guíe, deja que tu mente te conecte con tu corazón, imagina el vínculo directo entre los dos. Esta conexión sabrá qué es lo que más quieres en esta vida. No lo detengas, no lo retrases. Deja que te lleve, que te muestre tus esperanzas y sueños y cómo puedes alcanzarlos. Permanece en este estado de relajación, no dejes que los pensamientos erráticos salgan del cuarto de almacenamiento, están encerrados, almacenados ordenadamente para tratar con ellos el día de mañana. Esta noche, no se trata acerca de esos pensamientos, ciérrales la puerta y olvídalo. Se trata de ti, de quién eres, de qué quieres y cómo lo vas a conseguir. Todo se vuelve claro y fácil de manejar. Solo tienes que organizar tu pensamiento, tu mente puede controlar y procesar cualquier cosa que te suceda. Deja que tome el control, así como te fue llevando a esta relajación profunda. Una vez que estás en total control de tu mente, entonces puedes apagarla e irte a dormir. Disfruta tu descanso pacífico y espera para ver tu potencial genial en el mundo.

El globo de aire caliente

Puedes sentir la emoción y puedes sentir la emoción y el nerviosismo en tu cuerpo inquieto al momento en el que te acercas al gigantesco globo. Te subes a la canasta, sientes como tu corazón revolotea, como tu estómago se retuerce un poco. Puedes oler el propano Y escuchar la llama ardiente que está lista para lanzar al gY escuchar la llama ardiente que está lista lanzar el globo por el aire. Agarrándote del borde de la canasta, esperas tu seguro ascenso hacia el aire. Sientes la suave madera debajo de tus manos, una ligera cantidad de calor que se escapa, el distante olor del océano salado. La canasta comienza a ascender y comienzas a sentir como tus músculos se tensan y te duelen, tratas de concentrarte en aterrizarte, mientras tu cuerpo está siendo elevado hacia alturas desconocidas.

Aferras los dedos de tus pies al suelo de la canasta. Sintiendo tus fuertes y resistentes tobillos aguantándote, haciéndote saber que no temblarán, te mantendrán estable. Tus piernas se sienten vivas mientras los músculos se tensan y relajan reflexivamente mientras tratas de aterrizarte. A medida en que te elevas todavía más sientes un cambio en tu cuerpo. El miedo a volar te va abandonando y en su lugar sientes una gracia edificante y una presencia pacífica. Tu cuerpo no se siente tan pesado como lo hacía hace unos momentos. La levedad que experimentas te va asentando. Miras el bello escenario que te rodea, tu cuerpo continua estabilizandose. Relajas tu adolorida espalda, permitiendo que las curvas se fusionen consigo mismas. Tu estómago se asienta mientras tu enfocas tu pensamiento en tu respiración. Inhala y expande tus pulmones, llevando oxígeno a tu cuerpo. Exhala, permitiendo que tus músculos se relajen mientras esperan la siguiente entrega de oxígeno. Mientras lentamente respiras eres capaz de relajar tus hombros, cuello y finalmente tu mente.

Sigue relajandote y respirando, eres capaz de enfocarte en la tierra que se encoge abajo de ti, como los problemas que dejas atrás cuando duermes. El globo flota pacíficamente, puedes ver el océano ahora. El agua es azul oscuro, la playa está atestada de personas que están ansiosas de sentir la relajación dichosa que tú estás experimentando. Las sombrillas rojas y blancas delinean la concurrida playa, hay gente recostada en sus toallas en la cálida arena. Estas arriba de la playa ahora y la gente apunta con el dedo y grita mientras tu vuelas sobre sus cabezas. Escuchas al océano descansar debajo del sonido de la multitud. Saludas con la mano mientras sonríes calidamente, agradecido de que te puedes alejar de esta área concurrida e internarte en tu propio capullo de felicidad y calidez. El globo continúa su camino alejándose de la multitud y sus ruidos. El océano se encoge y se vuelve distante. Ya no puedes oler ni escuchar el bullicio que hacían en la costa. Ahora, tu mente le da la bienvenida a la tierra callada e inhabitada a la que te acercas. Tu nariz anhela el fresco aroma de los campos debajo tuyo.

Ves muchos colores de las flores silvestres que se mezclan juntas mientras tú vuelas arriba. Como un ave en un largo vuelo de invierno, tomas todo de tu alrededor. Relajandote, respirando, simplemente existiendo. Viajando lejos para descansar larga y pacificicamente. Dejando de lado la helada aspereza que la realidad puede ser a veces y viajando a la cálida y soleada paz que está dentro de tu mente. Abajo ves un camino y una pequeña granja. Vez como la ropa baila sobre una cuerda cuando pasas gentilmente, como si ahora estuvieran saludando con la mano como tu saludabas a los bañistas en la playa. La tierra se torna plana y deshabitada en pequeñas colinas redondeadas con casas ocasionales.

Ves como crece el pueblo, a medida de que te diriges al centro, hay más caminos, más casas y mas negocios. Como el camino de tu vida, comienza de manera fresca, sin saber muchas cosas, capaz de ver y saber todo a tu alrededor como la pequeña casa de la granja. Al envejecer, los caminos se vuelven familiares, pero más largos, más complicados, con giros y vueltas que conectan con otros caminos. Las casas siguen apareciendo y a la vez hay más gente nueva. Los negocios son como oportunidades a las que puedes entrar por una puerta o puedes dejarlos pasar, cualquiera que sea lo correcto para ti en este momento de tu vida. Todas las conexiones a lo largo de esta ciudad, trabajan de la forma en la que nuestra mente lo hace, creciendo juntos, dando vida a un cuerpo en particular.

Pasas al lado de tus vecinos, viendo los tranquilos pueblos de abajo. Vecinos amistosos cocinando y niños jugando a la pelota, el pueblo pasa tan rápido que te recuerda que tan rápido el tiempo puede pasar. Tu mente trata de distraerte, recordando las cosas que necesitas lograr, cosas sobre las que debes preocuparte. Es tiempo de acallar esos pensamientos. Tú creas tus propias corrientes de viento, mientras planeas en el cielo susurra tus preocupaciones al aire. Deja que viajen por las nubes y que caigan al suelo. Luego puedes recogerlas. Susurra los pensamientos de lo que tienes que hacer el día de mañana, susurra los pensamientos sobre aquello que debería preocuparte, susurra todo lo que esté en tu mente. Mira cómo las palabras dejan tu boca, se las lleva el viento y caen hacia el suelo. Las palabras caen en espiral, cayendo y cayendo hasta que ya no puedes verlas. Esos pensamientos se han ido, has liberado tu mente y tienes total control sobre tu cuerpo.

Inhala, permite que tu cuerpo se sumerja en la paz de una mente despejada. Exhala y siente tu cuerpo suspirar con alivio. El globo de aire caliente ahora está viajando sobre el bosque. La cima de los árboles son verdes y exuberantes, te sientes como una nube flotando sobre los árboles. Las nubes se vuelve más densas en algunas partes, apartándote del mundo de abajo. En otras áreas se adelgaza y te permite dar un vistazo a todo lo que la madre naturaleza tiene para ofrecerte.

Una parvada de aves pasa volando al lado tuyo, puedes escucharlas llamándose unas a las otras sobre la curiosidad que les despiertas con tu enorme globo. ¿Qué tan extraño debe ser para ellas? Miras para arriba y te sorprendes de que una cantidad tan pequeña de aire caliente y todo este enorme material te permite surcar los cielos como las aves. Los colores del arcoíris parecen brillar cuando la luz solar pasa por los paneles de tu globo. El panel rojo te hace pensar en el amor y la calidez. El panel anaranjado te recuerda a los colores tropicales en una isla, las flores, la ropa, las frutas y un pacífica puesta de sol. El panel amarillo te recuerda a la felicidad pura, como el sol o a una tarta de limón. El panel verde te muestra la reflexión de la vida, de la madre naturaleza que te rodea, el verde de los árboles, el césped y los campos debajo tuyo. El panel azul refleja el cielo abierto y despejado, abierto como tu mente, absorbiendo el calor de los otros colores. El panel morado se refleja vibrantemente, es un color poco común y que es considerado un signo de nobleza. Reflejando la rara calma de la completa dicha, reflexionando en este viaje en globo.

El bosque comienza a adelgazarse y puedes ver una playa a la distancia, te vas acercando y vas descubriendo una playa cada vez más rocosa y arenosa, el agua se golpea violentamente contra la costa. No es un día amigable para relajarse en la playa, los sonidos de las olas quebrando te recuerdan a tu propio ritmo cardiaco. Es como si pudiera sentir como estas olas se estrellan contra las piedras profundo en tu alma. Sientes la sangre siendo bombeada por tu cuerpo, atravesando tu corazón. Las olas vienen y se van como tu respiración. Trabajan juntas para crear un bello ritmo que es esencial para tu vida. Los sonidos del océano comienzan alejarse hasta que solo puedes sentir tu corazón, imitando aquel ruido que el océano hace a pesar de su ausencia.

Te acercas a un campo abierto, sabes que tu viaje se terminará pronto. Mientras el globo comienza a descender, sientes que comienzas a inclinarte de manera horizontal, pacíficamente te deslizas hacia un lugar de relajación. Tu cuerpo cambia, encontrando la posición más cómoda mientras sientes cómo tu peso regresa a tu cuerpo. La pesadez jala tu cuerpo hacia abajo hasta que es imposible hacer algo más que dejarse. Relájate, siente cómo tu cuerpo se sumerge en la calidez, permite que tus cansadas piernas descansen, dejando que el resto de tu cuerpo vaya descansando. Inhala y exhala lentamente mientras te deslizas hacia la tierra, recuesta tu cabeza y siente la gravedad dándote la bienvenida a tu casa. El calor del globo te envuelve mientras el suelo te acaricia en esta posición de descanso, permanence aquí tanto como tú quieras. Descansa, respira en el campo que te rodea. ¿Cómo se ve este campo de cerca? ¿Tiene flores aromáticas?

¿Hay trigo cálido y apacible? Cierra tus ojos y descansa por el momento, permite que tu cuerpo se sumerja y disfruta esta relajación completa que este viaje te ha proporcionado. Reflexiona en los paisajes que has visto, solo hay una cosa que te aparta de tu felicidad… El piloto te pregunta, ¿Quieres volver a subir?

La biblioteca mágica

Esta noche vas a visitar una biblioteca especial, la gente sale de aquí en un estado elevado que simplemente no pueden explicar, por esta razón, vas experimentar la magia por ti mismo. Te das cuenta que este pequeño pueblo es muy acogedor, caminas por la acera. Hay una pequeña tienda de víveres a la izquierda, ya está cerrada, sin embargo, la noche todavía se siente fresca. A un lado hay unos cuantos edificios de oficinas, un abogado, un agente de bienes raíces y un edificio del servicio postal. Casi todos los edificios están en silencio, ¿te preguntas por qué esta biblioteca nunca cierra? ¿Quién contrata un turno nocturno para una biblioteca, cuando hay lugares como la tienda de abarrotes que cierran cuando se oculta el sol? Qué extraño debe ser este pueblo…

Caminas por las calles desiertas disfrutando del pintoresco pueblito, es como si las lámparas de la calle cobraran vida. Mientras se encienden una a una, te das cuenta de que no tienen bombillas, sino viejas lámparas de gas. El cálido brillo que emite se siente como si te transportaran a tiempos lejanos. Revisas el tiempo en tu celular, pero principalmente lo haces para asegurarte que todavía funciona. Te sacudes la extraña sensación y pones tu celular de lado, continúas hacia la biblioteca. Llegas a la plaza del pueblo y sabes que te estás acercando a la famosa biblioteca.

Hay un pequeño cine a tu derecha, solo están proyectando una película. Recuerdas la película de hace algunas semanas, este pequeño pueblo debe ser de los últimos en recibir películas nuevas. Por lo menos este cine está abierto, a diferencia de muchos otros negocios, con sus luces ayudan a iluminar la oscura acera. Algunas otras boutiques están alrededor de la plaza, con un gran edificio viejo y desgastado en el centro. Te das cuenta que este edificio es la corte del pueblo por el letrero que puedes leer a un costado del edificio. En lugar, de rodear toda la plaza, caminas derecho por el camino que se encuentra detrás.

Las estrellas resplandecen con vida encima de tu cabeza. Te detienes en la acera y admiras cuán brillante es el cielo de la noche cuando las luces del pueblo no están encendidas. Ves constelaciones que no puedes nombrar y sientes que puedes ver todas las estrellas que existen. Una estrella azul y brillante, ligeramente roja, viendo los planetas te preguntas sobre los trabajos de Galileo. Hay algunas que son muy brillantes, algunas intermitentes, algunas que no son tan brillantes y que se podría decir que están cansadas. Una ligera brisa detiene tu diversión, ya que recuerdas que estás aquí para visitar la biblioteca, no para observar las estrellas toda la noche. Continúas caminando y a la distancia puedes ver un edificio muy antiguo. Por lo que has escuchado esta debe ser la biblioteca.

Mientras te acercas te das cuenta de los detalles de este lugar, la arquitectura responde al edificio de la corte que está en el centro de la plaza. El prístino blanco de la piedra caliza se ha ido desde hace tiempo, para dejar paso a un delicado proceso de envejecimiento. Un gran reloj antiguo se encuentra en el centro de la fachada de la biblioteca, pero el tiempo no es el correcto. Apartas tus ojos del edificio para admirar el bien conservado suelo. El espacio verde es grande y está lleno de rincones agradables en los que te puedes recostar a leer. Hay un pequeño lago con bancas y totora. Aún no irás a explorarlo, pero sabes que debe haber peces dorados e incluso patos que vienen a visitarlo. Hay grandes árboles que son perfectos para recostarse a su sombra mientras lees en un cálido día de verano. Los sauces que se encuentran al fondo del campo son como un mundo en sí mismo para que te introduzcas dentro de su sombrilla y experimentes una pequeña burbuja de paz alrededor tuyo.

Estás ansioso de ir adentro y finalmente subir las escaleras, son casi tan anchas como la fachada del edificio y solo tienen cinco escalones. Mientras las subes, esperas no ser decepcionado. Una biblioteca es un lugar para rentar libros, sí, esta es diferente porque nunca cierra, sin embargo, tiene el mismo objetivo. Hay bancas a lo largo del frente de la biblioteca para aquellos que no pueden esperar a llevar sus libros a casa. Las lámparas de gas ayudan a iluminar, pero la iluminación es tan pobre para los lectores en la noche.

Respirando profundamente el aire fresco, tomas la manija de madera de la puerta y la jalas.

Pasando por el umbral puedes sentir la rareza en el aire, como es típico en las bibliotecas, esta no es diferente. El aire se siente eléctrico, como si estuvieras forzado a quedarte. Los suelos marmolados brillan como los libreros de madera que contrastan con el suelo. En un enorme escritorio circular en el centro hay una señora que amablemente te sonríe, hacia el fondo a la izquierda hay letreros señalando el área de los niños. Hay unas escaleras que te conducen al área de historia y genealogía local. Algo a tu derecha llama tu atención, vez varias secciones, comienzas a caminar por cada una de ellas. Hueles la esencia fresca de los libros, caminas hacia la sección inferior. Tocas el lomo de algunos libros acariciando diferentes tipos de materiales. Aquellos encuadernados con piel son raros, pero se sienten como los más suaves cuando tus dedos pasan sobre ellos. Las pastas duras se sienten ásperas a comparación de la suavidad de las otras.

Admiras el arduo trabajo que llevó organizar estos libros. Si tú pudieras arreglar los problemas de tu propia vida al aplicar el mismo método, ¿qué tan simple se volvería tu vida? Piensa en eso ahora, ¿qué problemas son los más grandes? Una vez que has visualizado tu pensamiento escríbelo. Sigue la curvatura de la pluma en tu mente mientras escribes tus problemas, convirtiéndolos sólo en palabras. Coloca el papel dentro de tu mente, ¿cómo luce el libro de tu mente? ¿Está encuadernado con piel y es resistente? ¿Es de pasta dura y áspero al tacto? ¿Es un libro grande o pequeño? ¿Las páginas son resistentes y gruesas o delgadas y delicadas? Pasa la página, escribe cualquier otro pensamiento para que lo puedas utilizar más tarde. Cualquier cosa que esté en tu mente, escríbela, sigue la pluma tomando los pensamientos y haciéndolos sólo palabras. Cuando el libro de tu mente contenga cualquier cosa que nuble tu pensamiento, ciérralo. Ponlo en el librero y continúa explorando. Libérate de tus pensamientos, abre tus sentidos, prepárate para relajarte y disfrutar de la magia que has sentido en el aire.

Mientras caminas por tu sección de libros favorita, puedes sentir una felicidad cálida que te recorre. Preparándote para experimentar la magia, tus manos buscan con insistencia los libros que están llamando tu alma. Buscas, y tus brazos comienzan a sentirse pesados y cansados. Tu espalda y tus piernas se ponen tiesas, te detienes por un momento para estirarte. Levantas tus brazos en alto, los giras un poco, de un lado al otro, estirando los dedos de tus pies y después relajandote por completo. Vuelves a tocar el librero y descansas tu mano sobre el libro. Este es el libro que te gustaría leer, tomas el libro del librero y lo llevas contigo hasta una gran silla suave y confortable, te sientes ahí y te mueves hasta que te sientes sumergido en un confort completo.

No hay nadie a tu alrededor, solo estás tú, este libro y la silla más cómoda en la que alguna vez te has sentado. Tu cuerpo suelta un suspiro de alivio mientras cada uno de tus músculos comienza a relajarse. Tómate un momento para permitir que cada uno de tus músculos se asiente en su lugar. Los músculos entre tus dedos, la planta de tus pies y la parte de arriba. Desde tus tobillos hasta tus rodillas, relájate. Tus caderas, tu espina dorsal, tu estómago, relájalos y disfruta la sensación placentera de la relajación total. Mientras sientes que tu cuerpo se acomoda a la silla, tu ritmo cardiaco se relaja, inhala, después exhala. Sientes cómo tu respiración irradia calor, mensajes pacíficos son mandados hacia tus brazos cansados. Deja que cada músculo experimente ese aliento así como va entre tus dedos, todo el camino hacia tus hombros. Tus hombros se relajan, tirando hacia abajo los músculos de tu cuello y después, finalmente hasta tu cerebro. La relajación se insinúa en tu cerebro y la sinapsis se asienta. Tu cuerpo entero está caliente, suave y relajado. Ahora es el momento de leer tu libro.

Abres tu libro y sientes como tus ojos se van volviendo pesados mientras lees las primeras líneas. El libro se siente pesado en tu mano. Dejas caer el libro en tu regazo, y descansas tus manos. Mira cómo las palabras fluyen juntas, después cierra tus ojos y déjalos descansar. Mientras te deslizas, escuchas una voz agradable que te lee tu historia. Recuestas tu cabeza en la silla y sientes cómo te relajas pacíficamente mientras disfrutas tu libro. Aprendes acerca de los personajes del libro, cómo es que lo usan, las cosas que les gusta y su personalidad. Escuchas el libro en tu mente y te das cuenta que tienes control total sobre todo. Cada pensamiento que tienes se vuelve parte del libro. El narrador se adapta con facilidad a tus pensamientos y continúa entreteniendote relajadamente. La historia ahora es tuya, mantén tu mente y tu cuerpo relajados y disfruta tu tiempo en la biblioteca.

El mundo encantado

Tu cabeza se siente perdida mientras tratas de recordar dónde estás y cómo has llegado, pero no recuerdas nada. Mientras te asomas por tus ojos medio cerrados, puedes ver un cielo estrellado impresionante, pero es muy diferente a cualquier cosa que hayas visto antes. El cielo no es negro, más bien es de un morado profundo con nubes azules. No hay nada más que dos lunas. Una es muy similar a la que has visto tu vida entera, mientras que la otra es del doble de tamaño y brilla con un resplandor plateado que emana de su suave superficie. La luna grande te recuerda aquella vez en la que rompiste un termómetro y el líquido plateado se regó, moviéndose de forma distinta a la de otros líquidos. Las estrellas son pocas y se encuentran alejadas unas de las otras, algunas son grandes, algunas son pequeñas... Pero todas tienen un brillo violeta. Algunas luces son púrpuras, del violeta más suave. Algunas son oscuras y apenas puedes percibirlas por sus destellos que te permiten ubicarlas.

Sientes el suelo debajo de ti sólido, pero cálido. En la tierra misma está ahí para sostenerte. El pasto es como una manta aterciopelada debajo de ti, te vuelves más consciente de tu cuerpo, determinado a conseguir tu bienestar en este lugar extraño. Tu cuerpo se siente cansado y pesado, lentamente levantas tus pies permitiendo que tú cansado cuerpo sienta la gravedad de este nuevo lugar. Cuando te pones de pie, no quieres nada más que recostarte en la cálida y satisfactoria tierra… pero tienes que saber por qué estás aquí, y, ¿dónde es aquí?

Mientras miras a tu alrededor, te das cuenta de que es oscuro, pero no es una oscuridad total, algunas de las plantas irradian un brillo luminiscente de colores azul, verde y púrpura. Cuando das un paso, la cálida tierra emite una luz suave, iluminando la presión debajo de tus pies. Es satisfactorio tanto que ilumina tu camino. Miras tus pies mientras los aros azules y verdes emanan desde el suelo. Das otro paso y miras como se ilumina. Este mundo de fantasía es impresionante, te sientes como si estuvieras dentro de un sueño.

Caminas junto a flores altas y místicas, te levantas para tocarlas, no sólo brillan también generan pequeñas notas musicales. Su brillo rojo destaca entre los otros colores y su aroma es muy fragante. Sus pétalos son suaves como el satín, su brillo interno es de un rosado muy suave y de un rosa oscuro en los extremos. Deslizas tus dedos por las flores mientras escuchas el tintineo. Tocando los sonidos de estas extraños flores te das cuenta que este lugar es aún más extraño. Tratas de mirar más allá del bosque, pero parece que el bosque continúa y continúa por días enteros. Puedes sentir como el hambre por sobrevivir se comienza a gestar dentro de ti. Miras a tu alrededor en busca de otros señales de vida, por roedores, insectos, criaturas voladoras, pero no ves nada. Parece que las únicas cosas vivientes aquí son tú, las plantas y la misma tierra.

El sentimiento de desesperanza y derrota se acercan. ¿Qué es este lugar? ¿Por qué estás aquí? ¿Cómo vas a sobrevivir? ¿Qué pasó con tus seres amados? Sientes una extraña sensación mientras una profunda y extraña voz habla adentro de tu cabeza. " No te preocupes, hijo mío. Dime tus problemas, por qué estás aquí". Sorprendido por la intromisión te sientas en silencio, pero no estás asustado. ¿Qué daño puede hacer el compartir tus problemas? Así que, le dices tus problemas a la voz. ¿Qué es lo que te ha estado molestando? Puedes sentir como eres escuchado por un oído reconfortante. Mientras enlistas todos tus pesares puedes sentir como van abandonando tu cuerpo. Nada más que calor llena tu alma mientras los problemas te abandonan para introducirse en el oído de ese ser. Te dejaré solo por un momento, para que puedas dejar tu cuerpo libre de cualquier pensamiento negativo o problemático.

Te sientas en silencio, finalmente has desterrado toda la negatividad de tu mente, escuchas una voz dándote la bienvenida, "ahora, me he llevado todo lo que agobia a tu alma, todo está bien, estás a salvo. Tus seres queridos están a salvo. Tu alma será ligera y no te pesará mientras viajas. Disfruta este viaje, encuentra las cosas que estás buscando y después regresarás a tu casa".

Tu mente se siente ubicada y tranquila, sabes que el ser ya no está ahí. Estás solo, pero tranquilo. Tu cuerpo ya no se siente pesado, se siente ligero. Saltas para ver cuán ligero te sientes y vuelas una gran distancia en el aire, pero no estás asustado mientras gentilmente flotas de vuelta a la tierra y ves las cima de los árboles con sus lianas que cuelgan alrededor de ellas. Ves una luminiscencia saludándote mientras pasas por ella. Suavemente aterrizas maravillado, no hay miedo, solo placer mientras te preparas a saltar de nuevo. Respiras profundamente y saltas, esta vez, completamente consciente de lo que estás haciendo. Estiras tus músculos mientras tus ojos ansiosos reciben una vista del escenario increíble. Exhalas mientras flotas de vuelta al suelo. Inhalas y vuelves a saltar, después exhalas lentamente mientras regresas a la tierra.

Tus piernas comienzan a sentirse cansadas, pero hay algo que ha llamado tu atención y debes tratar de verlo de nuevo. Saltas una última vez y sí, ahí está, no tan lejos, es una cascada. Es muy alta y quieres ir a verla de cerca. Flotando de regreso a la tierra dejas que tus sensaciones se adapten a la liviandad de tu peso. Comienzas a dirigirte en dirección de la cascada, disfrutas las luces mágicas mientras caminas por el bosque. Vez tus pies bailar en el camino mágico mientras iluminan el camino, mientras te acercas puedes escuchar los sonidos del agua cayendo desde una gran altura y tu corazón se llena de alegría. Es como si toda la tristeza que alguna vez hubo en tu corazón o en tu mente fuera eliminada. No hay espacio para nada más que alegría y felicidad pura.

Sonríes, reflejando la manera en la que tu mente y tu cuerpo se sienten. Finalmente, ves la cascada acercándose. Es por lo menos de tres pisos de altura, pero el agua no se apresura a caer ni empuja todo fuera de su camino. Acaricia las piedras, suavizando sus ásperos bordes. Flotando hacia la poza clara que se ubica abajo, así como tu cuerpo flota en este lugar mágico. Dentro del prístina poza hay unos pequeños orbes de luz blanca. Te acercas a la superficie del agua para inspeccionar estas rarezas. Sumerges tus manos y sacas un pequeño orbe, mientras lo acercas a tu cara para inspeccionarlo puedes ver a una pequeña persona que se está bajando del orbe de luz. Se levanta para reventar la burbuja, mueve el agua, expande unas bellas y pequeñas alas y se aleja volando.

Ves como se vuelve más y más pequeña mientras vuela hasta que ya no puedes verla más. Te sientas a un lado del agua y admiras los otros orbes, debe ser la misma criatura que te acabas de encontrar. Mientras te sientas pacientemente, ves que algunos de los orbes se acercan a la superficie y justo como el que acabas de observar, rompen la burbuja y salen volando. Temeroso de hablar y perturbar este evento, te quedas mirando. Los pequeños orbes de luz se levantan. Se revientan de manera majestuosa y una pequeña hada sale volando. Más y más se acercan a la superficie y después salen volando como estrellas fugaces en reversa. Cada vez más y más, salen de las profundidades del agua, rompen la burbuja, se liberan y después ascienden.

Sientes cómo tu cuerpo se jala hacia abajo para que te recuestes en la cálida tierra, te dejas ir. Tus pies se hunden levemente en el suelo cálido y suave. Miras de frente a la cascada así que puedes disfrutar este espectáculo mágico hasta que ya no hay nada más que mirar. La tierra tibia acaricia tu costado y el brazo en el que descansas tu cabeza. Te preguntas si este es el nacimiento de una nueva vida o simplemente un comienzo fresco. Éstos seres son majestuosos y puros, no hacen ningún ruido mientras se elevan a lo desconocido.

Tus ojos comienzan a sentirse pesados, así que los dejas descansar sólo por un momento. Es en este momento en el que comienzas a darte cuenta del poder que tienes dentro tuyo. Como estas hadas puedes sumergirte dentro de las aguas de un comienzo fresco. Siente la burbuja que te rodea acariciándote, permite que tu cuerpo se relaje y prepárate para un nuevo mañana.

Este lugar mágico está dentro de tu mente, tienes un don que no compartes con las otras criaturas que están frente a ti. Tú puedes imaginar todo lo que tú quieras, hay un mundo mágico dentro de cada uno de nosotros, el de todos es diferente y el de todos es perfecto, deja que este pensamiento te relaje, tú tienes el poder y el control para dejarte ir.

El apacible submarino

Sientes la brisa en tu cara cara, es fresca y sopla sobre el azul surreal del océano que te rodea. Estás de camino para explorar el mundo mágico del océano en un submarino. La emoción se amontona en tu cuerpo, haciendo que tus músculos se endurezcan. Has llegado al embarcadero, te paras en la línea y esperas para bajar las escaleras que te llevarán a la puerta de entrada. Finalmente es tu turno, y desciendes las escaleras para entrar al sumergible y sientes que tus nervios aumentan en la medida en la que tu alrededor se hace más estrecho. Pasas de la amplitud del vasto océano, a una pequeña nave que hace que tu cuerpo se ponga más tenso. Ves muchas ventanas sobre la nave, junto a ellas hay asientos confortables.

Con entusiasmo te acercas y eliges un asiento, todo tu cuerpo siente el confort. Te sientes ansioso y desesperado. Tratas de hundirte en la comodidad pero no puedes. Primero, tratemos de calmar tus nervios antes de que comience el viaje. Inhala profundamente, deja que el oxígeno alcance cada órgano de tu cuerpo. Exhala lentamente, relaja tus órganos mientras pacientemente esperas por la siguiente inhalación. La gente se acomoda alrededor tuyo, pero debes ignorarlos, concéntrate sólo en ti mismo. Enfócate en este increíble viaje que estás a punto de experimentar, ve un nuevo lado, este es un regalo maravilloso que te hace la vida debajo de la superficie. Inhala, deja que la fría brisa de tu aliento viaje por todo tu cuerpo, desde tus pies, acariciando los dedos de tus pies, permitiendo que se relajen mientras que tu respiración se vuelve tibia y viaja de regreso, lista para ser exhalada. Inhala de nuevo, esta vez concéntrate en el aliento que viaja hacia tus manos, entre tus dedos, acariciando la palma de tus manos mientras que el viento cálido viaja de regreso para ser exhalado. Inhala profundamente, deja que el aliento se establezca en tu estómago, calentando y acariciando tus pulmones, viajando entre tus hombros y de vuelta para hacer exhalado. Inhala profundamente una vez más mientras el aliento acaricia tu cerebro, lo calienta, lo reconforta y después vuelve a exhalar.

Te sientes relajado y calmado mientras que el piloto habla por el altavoz para prepararte para el descenso. Te dice que pongas mucha atención al lado derecho de la nave mientras el submarino desciende. Volteas y ves a una familia de leones marinos, un ligero cambio en la presión te recuerda que tu cuerpo está sumergido dentro de una nave, deja que la comodidad te reconforte. Seres amigables y curiosos se acercan a la nave, emocionados por las burbujas que se desprenden al descender. Cuenta todos los leones marinos que puedas ver uno, dos, tres, cuatro, cinco, seis, siete. Son siete leones marinos juguetones. Nadan rápidamente alrededor del submarino, uno nada hasta tu ventana y de mira de frente mientras tu lo miras a él. Sus curiosos ojos café oscuro están llenos de sorpresa y emoción, reflejando la sorpresa que tú mismo sientes. Mientras el submarino continúa descendiendo la criaturas pierden el interés y nadan de regreso a donde estaban.

Mirando la vastedad del océano azul, reflexionas en cómo tu vida se ha convertido en algo muy agitado. Cuán simple es para estas criaturas, ellas simplemente existen. Todos los días ven la belleza del mundo, viven en ella, la disfrutan. Comienzas a ver pequeños bancos de peces, el capitán te informa del nombre de algunas especies, pero dejas de escuchar la conversación, se convierte en un murmuro ululante en el fondo. Ves peces que son de un azul brillante con sus colas amarillas. Salen disparados para un lado y para el otro, preocupándose sólo en sus propios asuntos mientras la nave pasa junto a ellos. Vez un pez plateado con algunas rayas, con una aleta dorsal, algunos con grandes y majestuosas aletas y un toque de color, viajan en la su seguridad de grandes números. Todos tus pensamientos de ese día están empacados en grupos como los peces en este océano. Un pequeño tiburón pasa nadando, algunos se apartan, algunos se pegan a él e ignoran el peligro. Pongamos esos pensamientos de lado, solo déjate estar ahí, que nada distraiga tu mente. Visualiza tus pensamientos, ahora envuelvelos en una burbuja y mandalos a la superficie. Permanecerán en la superficie para cuando estes listo y puedas enfrentarlos. Cada pensamiento debe ser mandado dentro de una burbuja, mira como las burbujas flotan a la superficie y tú sigues descendiendo. Deja que se alejen de ti, de tu mente, hasta que tu conciencia esté limpia.

El capitán anuncia que estás en la costa de una isla donde viven muchas criaturas inusuales, miras de cerca por tu ventana y ves a un lagarto nadar por ahí. Es inusual, el capitán te dice que esas son iguanas marinas y que solo existen en esta parte del mundo. El pequeño monstruo de piel verde oscuro, con toques de rojo y anaranjado es bello mientras nada hacia las rocas cubiertas de musgo verde brillante. Ves algunas más a lo largo del viaje, algunas descansan en las coloridas rocas, otras persiguen su comida, otras nadan pacíficamente. El agua está muy clara, es como estar dentro del acuario más grande del mundo. Ver estas criaturas en su entorno natural, ver la maravilla de su magnífico mundo es inspirador. Pasas por el banco numeroso de peces delgados, en este punto parece que hay más peces que agua. El banco es tan denso que oscurece el submarino brevemente, son miles y miles de peces afuera de las ventanas. A través de la densidad, ves a un ave sumergirse para atrapar un pez. Es un pingüino, aquí en aguas tropicales puedes ver a un pingüino. Escuchas como el capitán explica que estos pingüinos también son habitantes de estas islas. ¿Quién hubiera pensado que estas criaturas existían en un lugar mágico como este? Vez a otro pingüino sumergirse, dar una vuelta y después salir disparado hacia arriba. Su cuerpo está diseñado para este trabajo de cazar estos peces en particular.

Te das cuenta de que tu cuerpo se ha tensado otra vez cuando te acercas más y más a la ventana, temes que te puedas perder algo. Siéntate, relájate y concentra tu pensamiento en tu respiración y simplemente disfruta de lo que puedes ver. No te perderás nada. Fuera de la ventana puedes ver a una mantarraya, casi de color negra, con puntos blancos por todo su cuerpo. La mantarraya gentilmente levanta sus alas, revelando que por abajo es blanca y se desliza lejos de la nave. Mientras te alejas más de los colores brillantes del coral, las rocas y los peces, notas que el océano está más abierto, frío y oscuro. Tomas una manta y te cubres con ella para bloquear el frío. Das la bienvenida a la oscuridad mientras las luces del submarino comienzan a atenuarse. Los peces están más solitarios ahora, dudan en acercarse a la nave en lugar de mostrar su curiosidad. Ves a un enorme tiburón pasar ignorando el submarino... El tiburón nada como si fuera un día normal. El piloto anuncia que no descenderán más y te sientes aliviado. Sientes el profundo océano, pero la paz y la quietud que estás experimentando no se parece a ninguna otra cosa que conozcas.

Por la ventana puedes ver un barco hundido. Se ve viejo, solitario y desolado, pero también, es un paraíso para muchos peces que viven lejos del coral. Ves pequeños peces pasando alrededor del submarino, la fauna local se apropia de aquello que alguna vez fue parte de tu mundo. Hay una extraña sensación de paz sabiendo que estás en su territorio, estos tiburones, estos peces, este profundo y desolado océano. Esta es su casa, estás aquí solo de visita y a ellos no parece importarles. Algunos notan tu presencia, algunos ni siquiera se molestan y dejan que los aprecies. Admira como algo viejo, cansado y roto puede convertirse en algo nuevo y hermoso. Este naufragio es bello al reunir tanta vida a su alrededor. Las luces muestran cómo esta embarcación ahora pertenece a aquí, estos animales dependen de su existencia. El error que causó que la nave se hundiera fue crucial para la supervivencia de estos animales ahora. Todo está conectado, todo sucede por una razón. Puede que no siempre entiendas, pero todo lo que puedes hacer es relajarte y controlar la manera en la que te sientes, cómo tu mente maneja las cosas que están a tu alrededor. Puedes tener una existencia pasiva y llena de significado, como esta nave o como los animales a su alrededor. Tienes un propósito y encontrarás ese propósito porque así es la vida. El submarino continúa viajando, dejando el barco atrás.

Mientras dejas todo atrás tu mente se siente cansada, la frialdad del océano intenta colarse por las paredes de la nave, pero el frío no te toca, la manta es una protección cálida y reconfortante. Recuestas tu cabeza y miras por el vidrio superior del submarino. Tu cuello se relaja, al igual que el resto de tu cuerpo, respiras lentamente mientras que una enorme tortuga marina se desliza graciosamente sobre el submarino. Apenas puedes ver la superficie, la luz solar manchada baila levemente en el azul oscuro del agua. Ves la silueta oscura de la tortuga, los peces grandes y pequeños que ocasionalmente nadan encima. Tu cuerpo se siente pesado, pero relajado. Tu mente se mueve lenta y pacíficamente mientras asimilas el entorno del profundo y vasto océano. Cierra los ojos mientras memorizas el panorama para recordarlo por siempre. Siempre recordarás esta paz durante los tiempos de estrés, serás capaz de cerrar los ojos y ver la superficie del océano y cómo las criaturas marinas se deslizan tranquilamente sobre tu cabeza.

La vida de ensueño

Justo cuando piensas que la vida no puede empeorar más, puede pasar algo mágico que cambie tu suerte para bien o que haga las cosas un poco peor. Esas son las dos únicas opciones. Después de hoy te preguntarás cómo será tu suerte, ¿será mejor? O, ¿tu vida se derrumbará a tu alrededor? Escuchas que tocan la puerta de tu casa, tu cansado cuerpo se arrastra para abrir. Abres la puerta y ves a una mujer de negocios que sonríe ampliamente llevando un pesado maletín. Te preocupa lo que ella lleva en el maletín. ¿Quién es esta mujer? ¿Por qué está aquí? Tu cerebro batalla para procesar esta situación, de repente, ella comienza a hablar.

"Eres el ganador del sorteo de la vida de ensueño. Eres la persona con más suerte sobre la tierra en este momento y todo cambiara para mejor". Tu primera intuición te dice que esto es una treta, ciertamente. Ella dirá que solo necesitas invertir y bla, bla, bla. Así que, le dices que no estás interesado y que quieres que se marche tranquilamente para que puedas descansar. Ella se queda estupefacta cuando le cierras la puerta en la cara.

Cuando caminas de vuelta a tu cama tu teléfono comienza a sonar. Lo contestas y escuchas una voz formal del otro lado de la línea que te anuncia que es el abogado del hombre más rico del mundo, un hombre que ha muerto hace algunas semanas. En su testamento dejó una lista de nombres, gente con la que trato en su vida… Todos, desde el bibliotecario de la escuela primaria hasta el cajero del autoservicio en el McDonld's. Todos a los que ha conocido fueron agregados a la lista. Después de su muerte quería que su lista se convirtiera en un sorteo de su fortuna. Tal vez su dinero arruinó su vida, lo separó de su familia, lo hizo avaro y lo hizo perezoso, pero quería que alguien pudiera ser capaz de vivir la vida de sus sueños, gracias a su testamento y con la guía de alguien. La mujer en la puerta era el primer paso solo una guía para aceptar esta fortuna. Después de que el abogado te explica todo, parece que todavía no puedes procesarlo. Piensas que no has conocido a este hombre, y si lo has hecho… ¿serías tan afortunado como para ganar su fortuna entera?

¿Este es el punto en el que cambia tu suerte? Será la mejor cosa que te haya sucedido? O, ¿será una pérdida de tiempo? ¿Vale la pena el tiempo que te tomas solo en escuchar a la mujer? ¿Qué daño puedo hacerte? Das la vuelta y caminas de regreso a la puerta. Dejas que la mujer entre a tu casa, te sientas en la mesa y ella abre el malctín. "Primero, vamos a comenzar con un cuestionario. Yo soy tu guía hacia una vida de ensueño, no sólo te entregaré tu fortuna. Una vez que esté convencida de que estás listo para recibir la fortuna será toda tuya". Con algunas dudas aceptas, todavía sientes que esto es demasiado bueno para ser verdad.

¿Cuál es el trabajo de tus sueños, deseas realizarte por medio de tu trabajo, o es solo un medio para lograrlo? Decides que no tienes nada que ocultarle a esta mujer, así que le dices la verdad. Ella asiente con la cabeza y continúa con la siguiente pregunta.

¿Cómo es la familia de tus sueños? ¿La tienes? ¿El dinero cambiaría tu familia para mejor o para peor? Si pudieras vivir en cualquier parte del mundo, ¿en dónde vivirías? ¿Por qué vivirías ahí?

"Bien, eso es todo lo básico. Dame algunos momentos, regresaré pronto". Ella deja la habitación y repentinamente te vuelves un manojo de nervios. Tu cuerpo se tensa y te duele. Quieres relajarte a ti mismo, no dejes que esto te venza. Así que, respiras profundamente, estiras y flexionas los músculos de tu cuerpo. Mientras exhalas lentamente, permite que tus músculos se relajen. Puede sentir una tibia sensación de cosquilleo esparciéndose mientras repites el proceso. Continúas respirando despacio, haciéndote consciente de tu cuerpo. Está pesado y cansado, te relajas en la silla y te enfocas en las tareas simples de respirar y dejar que tu cuerpo descanse. La mujer entra de nuevo a la habitación y te sientes relajado, tal vez esto sea lo mejor. "Ahora, comenzaremos a construir tu vida de ensueño. Comenzaremos con algunas compras mayores, después iremos por las menores para que podamos organizar tu nueva vida. ¿Qué tipo de carro deseas tener? ¿Necesitas hacerle alguna personalización?" Ella te pasa un formulario en el que puedes ordenar el auto de tus sueños.

Piensas acerca de todos los carros que has querido a lo largo de tu vida, hasta que finalmente escoges uno. Tratas de tener en mente que no estás gastando tu propio dinero. Este solo es un auto de tus sueños. Piensa acerca de cada detalle elaborado que quisieras en ese carro, incluyendo tu conductor personal, si eso es lo que quieres. Una vez que hayas pensado en cada detalle, le regresas el papel a ella.

"Ahora, podemos decidir acerca de tu propiedad. Tengo algunas listas en las áreas que has descrito como la casa de tus sueños. Por favor, mira estos y dime si alguna de estas propiedades es lo que tienes en mente".

Miras la lista de bienes raíces, ves muchas oportunidades perfectas. Son exactamente el lugar en el que te gustaría construir la casa de tus sueños. Ves los alrededores de la zona y te puedes imaginar el bello paisaje. Escuchas los ruidos locales, las esencias, la paz que te traerá cuando estés ahí. Te das cuenta de que has estado revisando esta lista por algún tiempo. Le haces saber a la mujer que este es el lugar que más te gusta. Sus dedos vuelan por su teléfono mientras te informa que esa propiedad ahora te pertenece. Todo el papeleo será firmado hasta el final. Estás perplejo mientras la miras y le preguntas, "¿por qué yo? ¿Cómo conocí a este hombre? ¿por qué querría el darme esta vida de sueños?"

"No sé los detalles. Solo sé que tu nombre estaba en esa lista y fue el nombre seleccionado. Mi trabajo ha sido planeado con mucho detalle, es por eso que podemos avanzar tranquilamente por estas tareas. Tú eres, de hecho, una persona con mucha suerte, con una gran fortuna. No perdamos el entusiasmo aquí, entre más pronto tengamos todo en orden, más pronto podrás vivir la vida de tus sueños. El mejor contratista y su equipo están preparados para diseñar la casa de tus sueños cuando estés listo. Estarán aquí en poco tiempo, acabo de mandarles el terreno, así que, tendrán una mejor idea de cómo hacer que las cosas funcionen para ti. Mientras esperamos por ellos, ¿estás feliz en tu actual casa? O, ¿quieres una casa temporal mientras la casa de tus sueños es construida?"

Piensas la pregunta durante un largo tiempo. Ahora que el dinero aparentemente no es un problema, ¿qué quieres hacer mientras la casa de tus sueños está siendo construida? ¿Quieres vivir aquí y esperar? ¿Quieres contratar una mudanza y mudarte a un lugar mejor? O, ¿a un lugar muy alejado de todos y todo mientras procesos tu nueva vida? Seguramente, querrás escapar de los medios de comunicación, si te quedas en tu casa actual, necesitarás gente que te ayude a mantener a la prensa alejada. O tal vez, te quieres poner en el centro de los reflectores y brillar, aceptar la vida de tus sueños. Cuando has pensado acerca de lo que quieres, se lo dices a la mujer, ella te asegura que nada será un problema. Todos tus deseos serán satisfechos en tu nueva vida.

El contratista ha llegado con su equipo, ahora no es sólo la mujer la que está frente a ti, o la voz en el teléfono de antes, la realidad se está asentando. Tu vida se va a convertir en todo lo que has deseado. Comienzan a traer sus cosas y establecerse, comienzas a preguntarte, ¿qué es lo que harás con tu vida? Las preocupaciones se desvanecen rápidamente en tu pasado, ¿qué es lo que tu alma quiere? Cuando todo lo material en este mundo se compra fácilmente, ¿cuáles son las cosas en las que necesitas trabajar? ¿Cómo puedes ser la persona que realmente quieres ser? ¿Necesitas todo este dinero para cumplir tus objetivos? ¿para que tu vida sea mucho más fácil? Probablemente, pero cuando todos esos pequeños inconvenientes estén cubiertos y no te causen más problemas, ¿tu vida se sentirá vacía o hay una vasta oportunidad que ahora puedes explorar? ¿Viajarás por el mundo? ¿Fundarás nuevas caridades? O, ¿ayudarás aquellas que ya existen?

El contratista se presenta a sí mismo y comienza hacerte preguntas acerca de la casa de tus sueños para que pueda comenzar el proceso… Sientes como tu mente se inunda con imágenes de bellas casas, pero no sabes por dónde empezar. Inhalas y exhalas y decides comenzar a convertirte en tu nuevo yo, mientras describes esta casa. Esta casa refleja quién eres como persona, construida desde el suelo. Describe cómo quieres tus fundamentos, detalladamente, construye tu casa ideal, hasta que puedas sumergirte en un descanso pacífico. Cuando despiertes por la mañana, serás esa nueva persona con un fuerte fundamento para trabajar en tu vida de ensueño.

Cuentos para dormir para adultos

La canción del océano

Estás en una pequeña y remota isla. La arena y el océano son cristianos, la vegetación está llena de vida. Simplemente vivir es una forma de vida aquí y se siente como el mismo tiempo se hace lento. No hay prisa acerca de decidir a dónde ir para caminar en la bella playa. El sol está en el cielo, el aire es cálido y perfecto. La brillante arena es suave, casi de color blanco y tus pies se hunden lenta y suavemente en la calidez, dando la bienvenida a la arena con cada paso. Permite que esa calidez se esparza por todos tus pies, pero no dejes que se apague mientras caminas por el filo del agua. El agua a tu derecha es de un bello azul del caribe, con blanca espuma de las olas que gentilmente acarician la playa.

Caminas lentamente y puedes escuchar al océano, parece que ruge a gran distancia, pero cuando te alcanza es un suave murmullo, un remanente de la gran ola que alguna vez fue. Si el océano fuera una persona, ¿qué cosas podría decirte? ¿Podría decirte si sobrevivirás? O, ¿si sufrirás? O, ¿de la vida maravillosa que provee a muchos? ¿cantaría acerca de eso? Escucha el océano. ¿Puedes escuchar como canta? ¿Es una dulce canción de cuna? ¿Está cantando muy suavemente? Mientras miras las olas bailar a la canción, deseas que pudieras sentirlas acariciando tu piel. Caminando cerca del agua, sientes como las olas se estrellan contra tus cansados pies.

Sientes la arena debajo, como si te quisiera jalar hacia abajo. Permanece parado, permite que el océano te abrace. La frialdad del agua pasa rápidamente mientras que la siguiente hola rodea tus tobillos. Deja que tus pies se hundan solo un poco más dentro de la cálida arena. Cuando el agua se aleja sientes cómo tu cuerpo la llama para que regrese. Y lo hace, siempre lo hace, el agua se va y después regresa. El océano respira justo como tú. El agua viene y respiras profundamente llenando tus pulmones con oxígeno. Exhalas y el agua se aleja, llevando el dulce oxígeno desde tu cabeza hasta los dedos de tus pies sumergidos en el agua. Escucha cómo la canción del océano respira contigo. Se balancea con sonidos gentiles, aceptando tu cuerpo sobre la tierra. Como a las raíces de un árbol ahora estás debajo de la tierra mientras te estiras para alcanzar el cielo. Anclado en la dadora de vida base de este planeta.

Escuchas risas a la distancia, reconoces el sonido, un pequeño niño juega en la playa. Es felicidad pura que te llama para que te acerques y el niño te da una cálida bienvenida. Las risas continúan en su pequeño mundo de felicidad. Ligeramente adelante hay una banca, decides sentarte un rato y disfrutar del escenario. El sol baja por el océano, las palmeras detrás de ti se tambalean con una ligera brisa. La arena suave y cálida refleja la luz del sol. Recuestas tu cabeza dejando que tu cuello se relaje mientras escuchas los sonidos. El océano canta su canción a la vez que respiras y escuchas las suaves risas del niño de pura felicidad. Este lugar es un paraíso, es como si no hubiera lugar para los pensamientos turbios del mañana y para las dudas en este descanso de tu mente. Todos tus problemas necesitan escapar.

Sientes que tocan tu hombro y abres los ojos para ver al tierno niño sonriéndote. El niño te da un contenedor de burbujas, sin decir ninguna palabra, sabes que este niño te está pidiendo que soples burbujas para él. Te sientes un poco tonto jugando con este niño, pero no te hará ningún daño. Sumerges la varita y exhalas gentilmente. Una línea de brillantes burbujas sale disparada, el niño sonríe mientras las burbujas caen alrededor de él. Puedes sentir cómo estás sonriendo, sabiendo que un esfuerzo muy simple puede causar en alguien más una dicha enorme y una sensación de satisfacción. Soplas un par de veces más, pero los padres del niño lo están llamando. De repente, salen corriendo mientras tu tratas de llamarlos para que vuelvan, pero se han ido.

Te dejan solo con tus pensamientos y te pones hablar con tu niño interior. ¿Qué es lo que quieres en esta vida? Te pregunta, tu mente te responde mientras soplas una enorme burbuja y ves cómo se aleja. Tu mente se enfoca en hacer un intercambio, en esta isla una burbuja es tan buena como una respuesta. Con cualquier cosa que esté en tu mente forma una burbuja. Sóplala. No importa que tan grande o pequeña sea, te deja una satisfacción al dejarla ir. Recolecta todos los pensamientos que tengas y viértelos en el líquido de las burbujas. Sumerge la varita y sóplalas para que se vayan, este es tu tiempo de relajación, nada se interpone en tu camino excepto tu mente. ¿Quién controla tu mente? Controla cada pensamiento mientras formas bellas y consistentes burbujas, mira cómo se alejan flotando sobre el océano, llevándose consigo tus problemas.

Mira cómo las burbujas desaparecen en el océano, puedes notar que el sol está ahora en su punto más bajo. Aún no hay prisa, no hay nada de qué preocuparse, simplemente y disfruta el sol envuelto en impresionantes y mágicos colores. Arriba el cielo es rosa, convirtiéndose en un cálido naranja y un brillo amarillo que alrededor del sol. Las nubes blancas en lo alto se sumergen en el gris, el azul más oscuro está justo arriba del océano. El púrpura está justo arriba. El océano comienza a suavizarse cerca del sol y se sumerge dentro del negro de la noche. Puedes ver como las estrellas comienzan a despertar en todo el cielo, centelleando con vida mientras el día se transforma en noche.

Con la oscuridad asentándose, decides dirigirte hacia el retiro de la isla. La arena se siente diferente ahora, ya no es cálida, tus pies se hunden en la frescura reconfortante. Lo que sigue igual es la cancion del océano. Ya no es un murmuro, canta en voz alta, alentándote a experimentar una cadencia estable. Inhala y exhala mientras deambulas por el camino a tu casa lejos de casa. Puedes ver el suave brillo de las luces del pórtico, pero también puedes ver la sombra de la hamaca que está en el jardín interior. La hamaca te llama, no estás listo para apagar la cancion del océano aún.

Sujeta de dos enormes palmeras, te subes a la hamaca. Mientras te balanceas encuentras tu centro de equilibrio, sincronizas tu respiración con la tenue canción del océano. Respirando gentilmente, permitiendo que descansen tus pies. Exhalando dejas que tus piernas se hundan en la resistente red. Inhalas, tu estomago y tu espalda se asientan, exhalas y un suspiro de alivio te indica que estás en la posición perfecta de comodidad. Descansa tus brazos, permite que tu respiración siga influyendo tu relajación. Las ranas y los insectos comienzan a cobrar vida y cantan sus propias canciones. No te distraen, tu canción se ha convertido en tu propio acto de reflexión. Inhalar y exhalar es el ritmo natural de las cosas. Ya no tienes que pensar activamente en hacerlo, tu cuerpo continuará haciéndolo mientras tus músculos estén relajados y tus huesos establecidos.

Ves por encima de la línea de unas enormes palmeras y ves cada una de las estrellas del cielo. La luna es una pequeña astilla colgada sobre las luces de la noche estrellada. Permites que compartan su belleza contigo. Comienzas a dibujar formas y patrones en las estrellas. ¿Ves un oso? ¿El hombre del arco y las flechas? ¿A la reina sentada en su trono? ¿Al cisne volando lleno de gracia por el cielo? Siguiendo las conexiones entre cada grupo, ¿puedes ver muchas líneas conectando todas las estrellas? Concéntrate, mira cada una de las estrellas.

Imagina cuánta vida y potencial existe y que está viendo a la misma estrella que tú en este preciso momento. A gran escala no eres diferente a ninguno, sin embargo, eres único de mil maneras. Llevas tanto dentro de ti, pero tienes el control de todo, cada pensamiento que tienes es parte de ti. Controlas donde se almacenan esos pensamientos. Si son problemáticos, sóplalos en una burbuja. Si es un pensamiento placentero, explóralo. Este es tu tiempo, tus vacaciones, eres todo lo que existe y no eres nada más que calma y quietud. Permite que tus ojos descansen como el resto de tu cuerpo, déjalos que duerman en paz. Dale a tu mente control sobre tu cuerpo, tu mente te da paz, placer y vitalidad. Nútrela, disfruta la canción de tu mente mientras flotas hacia el olvido.

El cambio de estaciones

Las estaciones cambian, no es algo triste o feliz o frustrante, así es simplemente. Así como las estaciones cambian, nosotros también lo hacemos, ¿dejas que las estaciones cambien mientras avanzas por tu vida o tratas de forzarlas para que permanezcan igual o las obligas a que cambien pronto? Justo como la rotación de la tierra, hay algunas cosas que no puedes controlar en esta vida. Son cosas que debemos aprender a aceptar de la mejor manera posible. No siempre es fácil, pero con practica y conocimiento, como todo en esta vida, aprendemos a lidiar con el cambio de estaciones en nuestra vida. Puedes pensar en las estaciones como un dia en tu vida o tal vez como un periodo de tiempo. Sin embargo, a gran o pequeña escala debes encontrar la respuesta que se sienta bien para ti, que te traiga más paz.

Imagina que eres un enorme olmo, mientras estiras tu cuerpo hacia lo alto, tus raíces han crecido en la profundidad de la tierra. La lluvia que ha caído, te ha hecho aún más grande en lo profundo, estabilizando tus fundamentos. Tu corteza está cansada de mantener tu cuerpo rígido. El viento de la primavera sopla haciendo que te columpies un poco mientras crujes y suspiras. Piensa en tu corteza como una manta, jálala hacia ti, deja que te envuelva con su calidez y que apoye tu crecimiento. Deja que este cálido crecimiento vaya de adentro hacia fuera. Céntrate en tu respiración, en cómo va desde lo profundo en las puntas de tus raíces, todo el camino hacia arriba hacia las nuevas hojas que se abren a la vida. Sientes cómo el sol te calienta desde afuera, ahora estás completamente rodeado de calidez. El sol es esencial para tu crecimiento, te alimenta de felicidad y alegría. Tus ramas se esparcen y asientan en su nueva y reflejante vastedad. Tus pensamientos en tu atareada mente parecen hojas de tus árboles. Tus hojas se llenan de un nuevo verde así como tus pensamientos llenan cada una de las hojas. Estas pueden ser del inicio de tu vida, desde el tiempo en el que eras un niño, creciendo para convertirte en un adulto joven. Cada hoja tiene un nuevo significado, nuevos pensamientos, nuevas memorias, cualquier cosa que esté dentro de tu mente puede ser encontrado dentro de una nueva hoja verde. Mientras visualizas cada pensamiento en tu mente, conviértelo en una hoja. Puede ser cualquier tipo de pensamiento que tengas, tal vez de tu vida pasada o tal vez del día de hoy. Una vez que tu árbol esté lleno de nuevas hojas verdes de pensamiento, tan lleno que no pueda soportar ninguna más, es tiempo para cambiar de día.

Los días comienzan a volverse más largos, el sol es más cálido. Deja que tus pensamientos comiencen a establecerse. Cada pensamiento se vuelve completo y crece para convertirse en una hoja de verde de verano. Algunos pensamientos se escapan de tus días de verano, tal vez enriquezcas la vida de los insectos que descansan en ti y te cantan bellas canciones en respuesta por los nutrientes de tus pensamientos. Está bien dejar ir estas hojas, los insectos se encargarán de ellas. Tal vez una tormenta de verano pase por aquí. La lluvia y el viento se llevarán las hojas del pensamiento antes de que estén listas para irse solas. Esto es natural. El verano es un tiempo de enriquecimiento en nuestras vidas, pero también puede ser impredecible. Durante el verano hay crecimiento, crecimiento de la madurez, crecimiento para ser un adulto joven, para ser un adulto. Crecimiento de estar demasiado ocupado para experimentar la vida, para saber que hay cosas en la vida que debes tomarte con calma para disfrutarlas. El verano puede ser cálido y placentero o puede ser sofocante y casi insoportable. Eres un árbol de olmo de un verde profundo. Estás cansado y tus hojas descansan pesadamente sobre ti, los días del verano casi han terminados y puedes sentir como el aire te llama para que tomes un descanso.

Tal vez el verano para ti es pasar de ser un adulto joven a un adulto. Tal vez fue la parte difícil del día y es tiempo de que lo dejes ir. Así como las estaciones cambiarán seguramente, así lo hará tu vida, así lo hará tu día.

El aire se vuelve fresco, tus sentidos se afilan con conocimiento. Conoces la satisfacción que trae consigo el crecimiento y es casi el tiempo para que termine. Sientes cómo los pensamientos verde oscuro comienzan a cambiar. Lo que alguna vez se sintió urgente e importante se desvanece en maravillosos y coloridos tonos de amarillo, anaranjado y rojo. El cambio es visible, sabes que es casi tiempo de dejarlos ir. Aún el más pequeño viento hace que esos pensamientos que están demasiado llenos se vayan lentamente deslizando hacia el suelo. Déjalos ir, ya no son parte de lo que tú necesitas. Lo que tu mente necesita ahora es relajación y paz maravillosa. Es el otoño, es tiempo de dejar ir. Mira con asombro cómo tus pensamientos se vuelven menos significativos, cómo impactan menos en tu vida mientras lentamente se deslizan hacia el suelo. Te rodean de una colorida manta.

Tal vez el otoño para ti será ir de un adulto a la aceptación de la sabiduría y la madurez que viene con la edad. Abrazar la edad con orgullo, sabiendo que es solo una estación que tienes que pasar. Tal vez sea la aceptación de las cosas que no puedes cambiar, pero puedes aceptar la sabiduría que obtienes de experimentar los muchos caminos y tribulaciones a lo largo de tu vida. O es solo en la parte del día donde puedes bajar el ritmo, respirar y comenzar a relajarte. ¿No es relajante saber que todo el crecimiento y tareas del día finalmente han terminado? Puedes dejar que las responsabilidades se vayan deslizando como las hojas que te rodean.

Sientes el cambio en el aire que te rodea, la frescura comienza a convertirse en frialdad. Esta es tu mente recordándote todas las hojas que has perdido. Esta es la dureza del invierno, esta es la estación más difícil de controlar o predecir y esto es lo que experimentarás al final de cada ciclo de estaciones. Ya sea el final de tu día o el final de tu vida, tal vez tienes un invierno corto y la noche frígida pase rápidamente. O, tal vez estás bien preparado para la dureza del invierno. Estoy aquí para ayudarte a sobrellevar el invierno. Recuerda que eres un olmo grande y fuerte, con una densa y cálida manta de corteza que te protege. Tus hojas de pensamiento se han ido y te han dejado desnudo en la oscuridad de la fría noche. ¿Cómo puedes dejar atrás esta soledad desolada? Solo tienes que vaciar tu cuerpo y tu mente. En un inicio no estarás solo. Tú eres la más grande compañía que alguna vez conocerás. Te conoces a ti mismo mejor que nadie, sabes lo que quieres de la vida, tu mente sabe cómo conseguirlo, incluso si tu mente está insegura, en el fondo tú sabes cómo resolverlo. Deja de pensar en el invierno como el final de un ciclo. Es un nuevo comienzo, una oportunidad de empezar de cero. Es en la calma pacífica donde sabes que debes descansar, antes de que la primavera de la vida te despierte. Durante el invierno, no debes preocuparte acerca de la primavera, sólo permite que el invierno te abrace, vive en él.

Permite que la nieve caiga y te rodee. No está fría, pero es muy pesada. Deja que su peso te reconforte mientras fuerza tus músculos y tu cuerpo a permanecer relajados. Entre más tenso te sientas, más pesada será la manta de nieve, hasta que finalmente te entregues a la relajación. Permite que tu mente le de la bienvenida a la blanca y pacífica nueva manta que te rodea. Tu día ha terminado, no hay razones para pensar que se alargará un poco más. Todavía no es tiempo para la primavera, así que no pienses en el mañana. Deja que este sea tu día para disfrutar del invierno. Vive en un estado de descanso.

Tal vez el invierno sea para ti la tapa final de tu vida, el tiempo en el que no tendrás más preocupaciones. Estás retirado, tu familia está preparada y feliz. Has llegado a aceptar que la vida ha pasado por todos sus puntos altos y ahora es tiempo de solo descansar. Disfruta estar en completa calma, nada tienes que esperar, nada tienes que anticipar. Tal vez el invierno es el final de tu día, el tiempo de la noche cuando tu mente graciosamente ha decidido dejar ir todos los pensamientos del día para deslizarse hacia un sueño sin ninguna expectativa. Solo cálmate y placenteramente duerme para rejuvenecer tu mente, tu invierno diario. Este descanso es necesario para que tu mente pueda prepararse a sí misma para la movida primavera que se avecina. Esta es la estación que todos tratamos de evitar, porque sentimos que no es parte de nuestro crecimiento vital.

Algunos pueden argumentar que es el más vital, porque sin este periodo de descanso estaríamos más desgastados y nuestras otras estaciones parecerían más difíciles. Al igual que las estaciones nosotros también debemos de cambiar. Debemos ser capaces de poner de lado el tiempo de nuestros días para tener una transición apacible. Cuando sea tiempo de dejar ir, deja que la estación cambie. Acepta el final de un ciclo, descansa en tu invierno antes de continuar.

www.ingramcontent.com/pod-product-compliance
Lightning Source LLC
Chambersburg PA
CBHW071125030426
42336CB00013BA/2204